DE

LA MORT PAR LE FROID

Considérations médico-légales qui s'y rattachent

PAR

D. SOULIER,

Docteur en médecine de la Faculté de Paris,
Aide-major stagiaire au Val-de-Grâce.

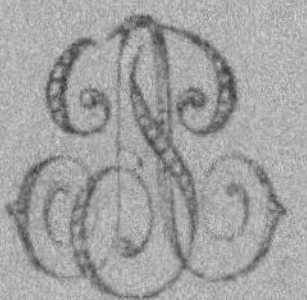

PARIS

A. PARENT, IMPRIMEUR DE LA FACULTÉ DE MÉDECINE

29-31, RUE MONSIEUR-LE-PRINCE, 29-31

1877

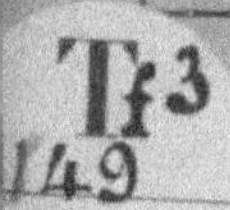

DE

LA MORT PAR LE FROID

Considérations médico-légales qui s'y rattachent

PAR

D. SOULIER,

Docteur en médecine de la Faculté de Paris,
Aide-major stagiaire au Val-de-Grâce.

PARIS

A. PARENT, IMPRIMEUR DE LA FACULTÉ DE MÉDECINE

29-31, RUE MONSIEUR-LE-PRINCE, 29-31

—

1877

MEIS ET AMICIS

A mon président de thèse :

M. LE PROFESSEUR BOUCHARDAT

A M. LE DOCTEUR LACASSAGNE

Professeur agrégé au Val-de-Grâce

AVANT-PROPOS.

L'absence de chapitre spécial ayant trait à la mort par congélation dans les traités classiques de médecine légale nous avait porté à rechercher si rien n'était fait sur cette question. C'est ainsi que nous avons trouvé l'analyse des travaux de Richardson et de Luigi de Crecchio publiée par le docteur Strohl dans les Annales d'Hygiène et de médecine légale de 1868 à 1869.

Réunissant alors les observations rares d'ailleurs rapportées dans les journaux de médecine, et les récits des voyages aux pôles et des campagnes de Russie, de Crimée, de Constantine, nous avons essayé de faire l'histoire des accidents graves produits par le froid, en vue d'en déduire quelques applications à la médecine légale.

De là ce travail sur lequel nous appelons toute l'indulgence de nos juges.

Une étude récemment publiée par M. le professeur agrégé Lacassagne, dans la *Tribune Médicale*, nous a fourni de précieux renseignements.

Ses bienveillants et savants conseils ne nous ont pas non plus fait défaut, et nous le prions ici de vouloir bien accepter nos sincères remercîments.

Le plan de cette étude est tout tracé et s'impose lui-même.

Dans un premier chapitre, nous examinons les conditions dans lesquelles la mort par le froid extérieur peut se produire.

Dans le second, nous étudions les effets du froid et le mécanisme des accidents graves et de la mort quand elle se produit ; nous exposons les effets en citant les faits que nous avons pu recueillir et que nous essayons de classer ; nous exposons leur mécanisme d'après les théories qu'on en a données.

Dans le troisième nous énumérons les signes nécroscopiques.

Dans le quatrième, nous essayons de retirer de cette étude quelques conséquences pratiques au point de vue de l'expertise légale.

DE

LA MORT PAR LE FROID

Considérations médico-légales qui s'y rattachent.

———

CHAPITRE PREMIER.

DES CONDITIONS DE LA MORT PAR LE FROID EXTÉRIEUR.

Le froid résulte du conflit qui s'établit entre le corps vivant et le milieu qui le baigne, celui-ci variant dans ses propriétés physiques, celui-là dans son état physiologique. D'où il découle qu'il faut étudier deux ordres de phénomènes pour se rendre compte du mode de production du froid : a) les variations du milieu extérieur, b) et les divers états de l'organisme dans lesquels celui-ci peut réagir contre elles ou doit les subir.

A. *Conditions dépendant du milieu extérieur.*

Ce milieu, c'est l'air atmosphérique, puisque l'homme

ne peut vivre longtemps dans aucun autre et qu'en général le froid ne détermine la mort qu'au bout d'un certain temps. Cependant quand la mort arrive par immersion dans l'eau glacée ou par ensevelissement sous la neige, — si l'on pense que l'asphyxie a dû intervenir pour la produire, on ne peut admettre que le froid reste étranger à son mécanisme. Mais nous n'aurons en vue que l'air atmosphérique pour simplifier le problème ; car dans ce cas la mort est évidemment due au froid seul ; et d'ailleurs c'est par des modifications analogues à celles de l'air que l'eau glacée ou la neige pourraient agir.

Nous allons donc passer en revue les changements que doit subir l'air dans ses propriétés physiques pour produire le froid.

1° *Abaissement de la température*. La température varie suivant les moments et les lieux où on l'observe.

Relativement au temps, elle change avec les différentes heures du jour et avec les différentes saisons de l'année.

Relativement aux lieux, elle dépend de la latitude et de l'altitude. Lorsqu'on s'avance vers le nord sur le même méridien, on la voit décroître de 1° environ par 2° de latitude. Lorsqu'on s'élève sur la montagne on la voit descendre de 1° par 170 mètres d'altitude (Ch. Martins).

Mais la part du chiffre absolu de la température, lorsque l'organisme est dans les conditions de résistance voulues, n'est pas la plus importante. Ainsi on a vu l'équipage du *Tegetthoff* dans le voyage de découvertes aux 80°-83° de la latitude nord pendant les années 1872-1874, supporter des températures qui allaient parfois jusqu'à — 47° centigrades.

2° *Pression barométrique.* Elle est en raison directe de la température, c'est-à-dire qu'elle baisse dans les mêmes proportions ; mais c'est là une simple coïncidence qui ne peut la faire regarder comme un des éléments du froid. Et néanmoins elle intervient indirectement comme une source de froid en diminuant les échanges respiratoires. Il résulte en effet des observations de M. Martins, qu'une inspiration qui introduit 0gr.16 d'oxygène dans les poumons sur le bord de la mer n'en introduit sur le mont Blanc que 0gr.09, presque la moitié moins ; il est vrai qu'alors le plus grand nombre d'inspirations que l'on fait, tend à compenser cette insuffisance de gaz respirable ; mais l'équilibre ne se rétablit pas, et il en résulte une diminution dans les échanges gazeux qui sont la principale source de chaleur animale, et par suite une moindre résistance à l'action du froid extérieur.

3° *Etat hygrométrique.* Plus il est élevé, plus l'air est froid. L'air sec est très-mauvais conducteur de la chaleur, tandis que la vapeur d'eau est très-bonne conductrice, de sorte que par son intermédiaire le corps es rapidement dépossédé de son calorique. De plus, tandis que les vêtements emprisonnent une couche d'air chaud qui sépare le tégument de l'air extérieur plus froid, la vapeur d'eau arrivant à travers le vêtement jusqu'à la peau elle-même rétablit la communication. Enfin, cette vapeur d'eau est un obstacle à l'évaporation insensible de la perspiration cutanée et celle-ci refroidie reste en contact avec l'épiderme qu'elle rend ainsi lui-même plus conducteur.

On voit donc que la part de l'humidité de l'air dans la production du froid est très-importante, beaucoup plus peut-être que celle du chiffre absolu de la température.

Les faits qui le démontrent surabondent; ainsi dans la retraite de Constantine en 1836 il y eut en grand nombre de graves accidents de congélation, et cependant la température n'avait pas dépassé — 0°5. Mais l'air était très-humide. D'ailleurs tout le monde ne sait-il pas qu'à 20°, l'air calme et sec nous semble non pas tempéré, mais chaud, tandis qu'un bain à la même température produit une vive sensation de froid.

4° Le *rayonnement* est une cause importante de refroidissement. Les nuits d'hiver claires et brillantes, où le ciel est absolument pur, donnent un froid très-vif, car alors le rayonnement vers les espaces interstellaires se fait dans toute son intensité; tandis que l'interposition d'un écran de nuages adoucit beaucoup la température. Si nous en parlons encore ici, après avoir signalé déjà son influence sur la température de l'air, c'est qu'il agit également sur le corps lui-même pour lui soustraire directement son calorique.

4° *Mouvements de l'air*. Les vents sont de l'*air en mouvement*. Ils agissent donc d'abord par le mouvement, et ensuite par leur température propre qui dépend des endroits qu'ils ont traversés et de ceux d'où ils sont partis : il y a des vents chauds et des vents froids. Par l'air en mouvement, l'air chaud qu'abritent et que maintiennent les vêtements est balayé et constamment renouvelé, et l'on se trouve alors, selon l'expression de M. Martins, comme dépouillé de tout vêtement et exposé tout nu à l'action de l'air. Si de plus le vent a passé sur des glaciers, des plaines de neige, il sera encore plus difficile à supporter. Le capitaine Parry rapporte qu'une température de — 46°,11 par un temps calme, n'était pas plus incommode qu'une température de — 17° avec la bise.

Telles sont les conditions du milieu extérieur qui interviennent dans la production du froid.

B. *Conditions dépendant de l'organisme.*

L'organisme est protégé contre les agents producteurs du froid par deux sortes de moyens : 1° moyens de protection, les vêtements; 2° moyens physiologiques; la réparation et le fonctionnement. Ceux-ci varieront à l'infini suivant les conditions d'âge, de sexe, de race, de tempérament, de veille, de santé, de fatigue, etc..... C'est l'insuffisance ou l'absence de ces moyens qui vont créer les conditions qui nous restent à étudier.

1° *Vêtements.* La question des vêtements, une des plus importantes de l'hygiène, ne doit pas nous retenir longtemps, au point de vue qui nous occupe, recherchant les causes et le mécanisme des accidents produits par le froid. Il est certain que l'insuffisance des vêtements ou leur absence seraient pour l'économie de bien mauvais moyens de résister à l'action du froid. Mais une remarque qui a pour nous quelque intérêt, c'est celle qui est relative à la compression des extrémités et principalement des extrémités inférieures. Ici en effet la circulation est beaucoup moins active, d'abord à cause de l'éloignement du centre circulatoire, ensuite à cause de la prédisposition à la stase veineuse, troisièmement à cause de la richesse du réseau lymphatique, quatrièmement à cause des tissus eux-mêmes peu riches en vaisseaux : peau, aponévroses, tendons, ligaments et os ; enfin à cause de la forme de la région qui présente un développement en surface considérable par rapport à son volume. Toutes les causes de refroidissement sont réunies ici ; si donc on en ajoute une nouvelle en comprimant les tissus mous sur les os et en les privant ainsi de tout le sang qu'ils pourraient recevoir, il est évident que la congélation est nécessaire. Ainsi s'explique le fait d'apparence paradoxale raconté par le docteur Bertrand, d'un soldat qui n'ayant pas eu le temps de mettre ses deux chaussettes, n'eut rien au pied qui était nu dans le soulier, et eut l'autre congelé.

2° *Moyens physiologiques de calorification.* Ils sont de deux ordres : les uns tiennent à l'alimentation, les autres au fonctionnement des organes.

L'*alimentation* peut être insuffisante non-seulement par sa quantité, mais aussi par l'absence de certains éléments qui doivent être absorbés en plus grande proportion. Les matières grasses et l'alcool sont la base de l'alimentation qui fournit la meilleure résistance au froid. Aussi les peuples du nord font-ils de ces substances un usage beaucoup plus grand.

Le capitaine Ross a constamment vu dans ses voyages au pôle, la santé de l'équipage varier avec l'abondance des provisions ; et Larrey a fait la même observation dans la campagne de Russie.

Le *fonctionnement des organes* est une autre source de chaleur bien plus puissante encore pour l'économie. C'est par lui que les échanges se multiplient au sein des tissus, que les combustions sont augmentées, que l'oxygène est appelé en plus grande abondance par une respiration plus active, que la circulation se précipite et renouvelle constamment le contact d'un sang plus riche avec des éléments plus jeunes. « L'origine de la chaleur est partout, dit M. Bernard, et la calorification est une faculté générale appartenant à tous les tissus doués de la vie dans lesquels s'accomplissent des phénomènes de nutrition ». Mais de tous les tissus, le muscle par la masse qu'il représente et par la quantité d'éléments nutritifs qu'il consomme en se contractant, est le foyer le plus considérable de la chaleur animale. Les expériences de M. Bernard et de Paul Bertont montré que le muscle respire même pendant le repos, absorbant de l'oxygène et produisant de l'acide carbonique, mais faiblement encore puisque le sang veineux qui en sort est presque aussi rouge que le sang artériel qui y entre. Après la contraction au contraire le sang veineux est noir et chargé d'une plus grande quantité de calorique qu'il va porter au centre de la circulation générale pour qu'il soit répandu dans toute l'économie. D'ailleurs ces faits sont confirmés par l'expérience. Larrey raconte que dans la campagne de Russie, il ne fut préservé de la congélation que par une marche continue. Ceux qui avaient conservé la bonne habitude de marcher, dit-il ailleurs, étaient moins en danger, tandis que le froid saisissait les individus portés sur des chevaux et des voitures, et les jetait bientôt dans un état de torpeur et d'engourdissement paralytique.

De tout ce que nous venons de dire il résulte que l'alimentation insuffisante, l'inanition, le défaut d'activité musculaire, la torpeur et l'engourdissement sont dans l'organisme les meilleurs adjuvants des agents extérieurs du froid. Voyons donc ce qui favorise dans les conditions ordinaires cette inertie et cette inanition.

L'*âge* tout d'abord. Les enfants sont très-sensibles à l'action du froid par cette double raison, que l'énergie musculaire est chez eux peu développée et que l'alimentation ayant à suffire aux besoins du développement épuise bien plus vite ses effets et demande à être plus souvent renouvelée.

Les vieillards ont une nutrition trop paresseuse, une respiration trop lente, entravée le plus souvent par l'emphysème, une circulation trop faible vu l'état de leurs artères. De plus, l'énergie musculaire tend à sa déchéance.

Le *sexe*. Les femmes résistent moins que les hommes; en effet, la prédominance du système lymphatique, le peu d'habitude de l'activité musculaire les disposent éminemment à subir l'influence du froid.

La *race* et les *tempéraments*. Les races du midi, les tempéraments sanguins sont plus aptes à braver les rigueurs de la température que les hommes du nord et les individus aux tissus mous et décolorés. En Crimée ce furent les turcos qui supportèrent le mieux les rudes hivers de 1855-56. Après la retraite de Russie, il ne resta que 41 hollandais sur 1787 des trois régiments de grenadiers de la garde, tandis que les deux autres composés d'hommes du midi de la France conservèrent la plus grande partie de leur effectif.

Le *sommeil* est peut-être la meilleure condition de non-résistance. Tout ici en effet semble favoriser l'action du froid. Le sommeil est l'état physiologique dans lequel la vie est pour ainsi dire réduite à son minimum. L'activité respiratoire et circulatoire est beaucoup diminuée; le système musculaire est dans le repos. Le cerveau est dans un état d'anémie que l'action du froid, comme nous le verrons, tend à accroître, puisqu'elle le produit quand il n'existe pas encore, c'est-à-dire dans l'état de veille. Aussi le froid a-t-il souvent rendu définitif un sommeil qui n'était pas destiné à l'être.

La *fatigue*, l'épuisement des forces sont encore des conditions prédisposantes; d'une part, à cause de l'anémie générale qui en résulte et qui s'étendant au cer-

veau détermine le besoin de dormir, et de l'autre parce
que l'énergie musculaire qui pourrait permettre de réagir, a été entièrement dépensée.

Enfin la *dépression morale* est un des plus redoutables
auxiliaires du froid. C'est l'état que retrace Larrey dans
ces lignes : « Nous étions tous dans un tel état d'abatte-
ment et de torpeur, que nous avions peine à nous re-
connaître les uns les autres ; on marchait dans un morne
silence. » M. Charles Martins a tracé de cet accable-
ment mêlé par moment de vertiges du voyageur qui se
sent égaré, sans forces et condamné à périr, le tableau
saisissant qu'on va lire : « Imaginez un voyageur isolé
ou une petite caravane voulant traverser l'un des cols
couverts de neiges éternelles qui conduisent du Valais
en Piémont ou de France en Espagne. Nous sommes en
hiver..., le trajet est long, le temps incertain, les voya-
geurs ne sont pas parfaitement familiarisés avec le pays ;
ils partent, le ciel se couvre de nuages qui, s'abaissant
peu à peu, les enveloppent dans une brume épaisse ; ils
marchent dans la neige suivant la trace des pas de voya-
geurs qui les ont précédés ; mais bientôt d'autres traces
croisent celles sur lesquelles ils se guident, ou bien une
neige récente a effacé toute empreinte. Ils s'arrêtent,
hésitent, reviennent sur leurs pas, se dirigent tantôt à
droite, tantôt à gauche, s'orientent d'après un sommet
qu'ils entrevoient à travers le brouillard. Cependant
la neige commence à tomber, non pas floconneuse mais
granuleuse, sèche, semblable au grésil ; chassée par le
vent, elle pénètre jusqu'à la peau à travers les vêtements
les mieux fermés, fouettant incessamment le visage ;

elle produit un étourdissement permanent qui dégénère bientôt en vertige. Alors le pauvre voyageur, transi, égaré, harassé, ne voyant pas à deux pas devant lui est pris d'un besoin irrésistible de dormir ; il sait que ce sommeil c'est la mort ; mais perdu, désespéré, il cherche en tâtonnant quelque rocher, et s'abandonnant pour ainsi dire lui-même, il se couche pour ne plus se relever. Son pouls se ralentit peu à peu comme dans la léthargie, et il meurt de froid comme on meurt d'inanition.... » (Journal de Physiologie, 1860.)

CHAPITRE II.

MÉCANISME DE LA MORT PAR LE FROID.

On a proposé plusieurs théories pour expliquer comment le froid amène la mort et pour montrer que son action primitive se porte sur un tissu ou un système déterminé.

Avant de les exposer et de choisir entre elles, il est indispensable de montrer sur quels faits elles doivent nécessairement s'appuyer ; c'est-à-dire quelles sont les manifestations symptomatiques qu'elles prétendent interpréter. Nous allons donc présenter ici la symptomatologie de la congélation, et nous le ferons d'après le récit de Larrey et les quelques observations bien rares que nous avons pu recueillir. Enfin l'expérimentation nous permettra de confirmer les faits cliniques et de combler quelques lacunes.

On serait étrangement surpris si l'on espérait trouver une analogie parfaite entre tous les cas d'accidents graves produits par le froid. C'est qu'en effet celui-ci, comme nous l'avons déjà vu, agit de bien des manières différentes et rencontre des organismes bien diversement préparés. Nous rangerons de la manière suivante les faits qui peuvent se présenter :

1° Le froid exerce une action intense et rapidement mortelle.

2° Le froid est moins vif, mais il exerce une action prolongée, et plongeant d'abord l'organisme dans un état de mort apparente, il amène la mort réelle au bout d'un temps plus ou moins long.

3° L'action a été prolongée, mais elle a cessé avant que les accidents graves et la mort soient survenus.

4° La mort résulte des accidents consécutifs à une congélation partielle.

Première catégorie.

La mort arrive rapidement. Tantôt l'invasion est brusque comme dans les cas que décrit Desgenettes dans son *cours d'ouverture du 7 novembre* 1814 : « Nous avons vu des hommes, marchant avec toute l'apparence de l'énergie musculaire la mieux prononcée et la mieux soutenue, se plaindre tout à coup qu'un voile couvrait incessamment leurs yeux ; ces organes, un moment hagards, devenaient immobiles ; tous les muscles du cou et plus particulièrement les sterno-mastoïdiens, se raidissaient et fixaient peu à peu la tête à droite ou à gau-

che. La raideur gagnait le tronc ; les membres abdominaux se fléchissaient alors, et ces hommes tombaient à
terre, offrant, pour compléter cet effrayant tableau,
tous les symptômes de la catalepsie et de l'épilepsie. »
Larrey a décrit des symptômes analogues : « La mort
de ces infortunés était devancée par la pâleur du visage,
par une sorte d'idiotisme, par la difficulté de parler, la
faiblesse de la vue et même la perte totale de ce sens ;
dans cet état, quelques-uns marchaient plus ou moins
longtemps, conduits par leurs camarades ou leurs amis.
L'action musculaire s'affaiblissait sensiblement... les
individus chancelaient sur leurs jambes... cette mort
ne m'a pas paru cruelle. »

Enfin Fabrice de Hilden ne fait-il pas allusion à des
faits de même genre, quand il dit, en racontant la dé-
route de l'armée allemande poursuivie à travers les
montagnes neigeuses de la Savoie en 1568 : « Il en périt
beaucoup de lipothymie et de syncope. »

Virey, racontant lui aussi la retraite de Russie, fait
des malheureux congelés un tableau un peu différent :
«... D'autres foudroyés d'une atteinte soudaine, le regard fixe et sombre, s'agitent comme pris de frayeur,
poussent un cri et tombent rigides et glacés. »

Les expériences de Walther sur des lapins blancs en-
trent dans le même ordre de faits. Les premiers phénomènes qu'il constate sont la décoloration du fond de l'œil
et des convulsions. Les animaux étaient placés dans des
boites en fer blanc qu'ils remplissaient presqu'entièrement et qu'entourait un mélange réfrigérant de glace
et de sel marin ; la tête seulement de l'animal sortait

par une ouverture pratiquée dans la boite. Un animal refroidi jusqu'à + 18° ou + 20° perd la faculté de recouvrer sa température par le réchauffement. Si on retire l'animal de sa boîte, il est incapable de se tenir sur les pattes ; il se couche sur le flanc et ne peut exécuter aucun mouvement de locomotion. Cependant il se manifeste encore des mouvements volontaires et réflexes. Les battements du cœur deviennent très-rares (16 à 20 par minute). La respiration est complètement abolie ou extrêmement accélérée et très-superficielle. Toutes les excrétions, notamment celle de l'urine, sont supprimées. Les yeux sont largement ouverts. Les lapins à qui on avait injecté de l'alcool dans l'estomac, se refroidissaient plus rapidement que les lapins intacts.

Dans les faits que nous venons de passer en revue, a mort arrive toujours rapidement, avec des différences, sans doute, suivant l'intensité du froid et la puissance réactionnelle de l'individu ; pour les uns, elle arrive dans une heure, pour d'autres, dans cinq ou six heures. Il se produit d'abord un engourdissement général, une sorte de torpeur de tout l'organisme qui se traduit par une grande lassitude et la tendance au repos ; ou bien on constate au contraire des phénomènes de réaction comme dans les expériences de Walther. Mais dans tous les cas les fonctions des centres nerveux sont les premières troublées. Les mouvements peuvent pendant un certain temps combattre l'influence du froid. Mais bientôt l'action musculaire s'affaiblit ; la marche devient hésitante (on pourrait presque dire *ébrieuse* ; car tout ce tableau ressemble étrangement à celui de l'ivresse à la fin de sa seconde période). Les organes des sens s'émoussent, la vue se trouble ; l'ouïe s'éteint au milieu d'un bourdonnement confus, l'intelligence à son tour s'obscurcit, une sorte d'hébétude lui succède ; en même temps la peau du visage pâlit et devient blafarde. A ce degré, les malades peuvent encore marcher, soutenus et guidés ; mais livrés à eux-mêmes, ils tombent bientôt pour ne plus se relever. Le plus souvent, la mort ne se fait pas longtemps attendre ; elle est quelquefois précédée par des douleurs fulgurantes, par des contractions spasmodiques ; d'autres fois, à l'engourdissement succède sans secousse un assoupissement léthargique, et l'individu succombe rapidement et sans agonie.

Deuxième catégorie.

La mort est précédée d'un état léthargique plus ou moins prolongé. Les cas que nous faisons entrer dans cette classe sont parfaitement assimilables à l'état des animaux hibernants.

D'après M. Claude Bernard en effet, si le froid détermine chez la grenouille le ralentissement des mouvements du cœur et la déchéance des fonctions qui exigent l'activité musculaire, il n'en est pas de même pour les hibernants, comme les marmottes, le loir, le hérisson. Chez ceux-ci le froid ne porterait pas primitivement son action sur la contractilité cardiaque ; il agirait d'abord sur le système nerveux périphérique, et, secondairement, il y aurait ralentissement des mouvements respiratoires, d'où, comme conséquence, l'engourdissement.

Il semble, d'après cela, que l'homme soit ramené à l'état de la grenouille gelée, dans le cas de *refroidissement rapide*, avec cette différence toutefois, que si le cœur d'une grenouille assez gelé pour être devenu dur comme de la pierre, peut reprendre ses mouvements (expérience du Dr Howarth) il n'en est pas de même chez l'homme, et que chez lui la mort est définitive avant d'avoir atteint un pareil degré de congélation.

De même dans les conditions que nous examinons actuellement, alors qu'il y a *refroidissement lent et continu* de l'organisme, il semble que l'homme soit mis passagèrement dans la situation des animaux hibernants.

C'est une véritable mort apparente dont il s'agit ici ; comme chez les hibernants, la température dépasse celle du milieu extérieur, mais de quelques degrés seulement, la respiration et la circulation se perçoivent à peine et sont réduits à ce minimum qui peut échapper à l'observation.

Ici l'invasion est lente, ce n'est que peu à peu et après plusieurs heures que l'engourdissement devient général, que la résistance organique s'épuise, et c'est quelquefois après plusieurs jours que la vie s'éteint. Ce qu'on a observé dans ces cas-là, c'est d'abord une grande faiblesse, telle que les individus ne peuvent ni marcher ni même se soulever ; leur intelligence n'est pas obscurcie et si on arrive à temps pour les arracher à leur sommeil mortel, on trouve qu'ils ont conservé le souvenir de ce qui l'a précédé et se rendent un compte assez exact de leur situation présente. Après la fatigue, l'engourdissement ; puis ce besoin implacable, irrésistible de sommeil tellement invincible que les mieux prévenus des conséquences fatales qu'ils encourent demandent en pleurant qu'on les laisse dormir. Tout le monde connaît l'histoire des compagnons du capitaine Cook, le médecin Solander qui disait lui-même aux autres : « Quiconque s'assied s'endort, et quiconque s'endort ne se réveille plus; » qui ensuite brisé de fatigue demandait qu'on le laissât dormir et ne dut son salut qu'à la rencontre fortuite de son ami Banks qui le tira de ce sommeil de mort.

Sous notre climat, dans nos villes, on observe quelquefois des faits de cette catégorie. Ce sont parfois des voituriers qui, la nuit pendant la route, s'endorment sur leurs véhicules et qui surpris par le froid sont ainsi plongés dans un sommeil plus profond, ou bien des individus ivres qui tombent et s'endorment dans une cour, près d'une borne ou tout autre lieu désert et exposé au grand air. On comprend que dans ces conditions prédisposantes, il faille une température moins basse et un froid moins rigoureux pour produire des effets aussi énergiques que dans l'état normal. Mais ce que l'on rencontre surtout dans cet ordre de faits, ce sont des individus enneigés. Il n'est peut-être pas aussi rare que beaucoup le croient, de trouver l'hiver dans nos montagnes, des courriers égarés ou enveloppés dans une tourmente de neige, succomber aux accidents de la congélation lente. Dans les cas de cette nature la résistance est également plus grande qu'on ne le suppose en général. Ainsi nous tenons de M. le D' Landowski qui a habité la Sibérie qu'on trouve assez souvent dans ce pays des gens qui sont restés plus d'un jour ensevelis sous la neige et qui sont ensuite trouvés vivants. Pilhès et Reeve ont raconté l'histoire d'un homme et d'une femme qui restèrent ensevelis sous la neige l'un pendant six jours, l'autre pendant quatre, et qui furent trouvés vivants au bout de cet espace de temps. Cela s'explique très-bien si on veut tenir compte de ce fait que d'une part, les échanges respiratoires sont réduits à leur minimum dans de pareilles conditions, que par suite, la quantité d'oxygène nécessaire est insignifiante, de telle sorte que l'état de mort apparente rend impossible l'asphyxie. De plus, la neige est poreuse et laisse parvenir une certaine quantité d'air, comme le demontrent les expériences de M. Tourdes sur les inhumations précipitées, expériences dans lesquelles ayant enfoui des animaux dans des milieux différents : terre, sable, neige, il a vu l'asphyxie se produire beaucoup plus lentement dans celle-ci (art. *Mort apparente, in* DICT. ENCYCL DES SC. MED.)

Troisième catégorie.

Le froid produit la mort tardivement. — Je comprends dans cette classe les cas où les accidents persistent après que l'agent extérieur a cessé d'influencer l'organisme. Qu'il y ait mort ou guérison, peu importe; ce n'est pas là ce qui nous occupe. Il nous suffit que dans

tous les cas, la mort ait dû survenir s'il n'y avait pas
eu intervention opportune. Dans ces faits là, la mort
réelle ou simplement possible par le cours naturel des
choses est la conséquence du froid seulement, mais
n'est plus en relation immédiate avec sa cause. J'en
donne comme exemples deux observations, l'une de
M. Peter dans laquelle il y a eu guérison, l'autre de
M. Bourneville dans laquelle il y a eu mort.

« Le matin du 3 mars 1869, on apportait dans mon
service de la salle Saint-Charles, une femme gelée pour
ainsi dire. Ses jupes étaient en partie raidies par l'eau
glacée qui les imbibait; son haleine était froide et le
contact de sa peau donnait la sensation du marbre. En
réalité sa température périphérique semblait être celle
du milieu ambiant, qui était de 8° à 10°.

« Elle était absolument sans connaissance, la tête ren-
versée, les yeux roulant dans leurs orbites et son corps,
dans l'extension de l'opisthotonos, était secoué de temps
à autre par des convulsions des membres supérieurs.
Le simple attouchement suffisait pour provoquer ces
convulsions, qu'accompagnaient alors des cris plain-
tifs.

« La peau était complétement décolorée ; le pouls
régulier quoique moins fréquent qu'à l'état normal, la
respiration lente, mais régulière.

« Cette femme avait été trouvée à 7 heures du matin
dans un fossé de la route près d'Ivry. Les voisins
avaient entendu jusqu'à une heure assez avancée de la
nuit une personne criant et errant par les chemins ;

mais on ne s'en était pas autrement préoccupé, puis le silence s'était fait vers trois heures du matin.

« Or, il avait fait cette nuit une véritable tempête ; il était tombé de la neige, puis du verglas et c'est dans ces conditions que cette pauvre femme avait passé plusieurs heures, le corps plongé à moitié dans un fossé plein de neige et d'eau glacée.

« Frappé de ces circonstances et ne doutant pas que la température centrale fût très-basse, je fis prendre simultanément la température dans l'aisselle et dans le vagin. Elle était dans les deux cavités de 26° c'est-à-dire de 11° plus basse que la température normale.

« Je crus qu'un tel refroidissement était incompatible avec la vie et que cette femme allait mourir. Néanmoins je la fis mettre dans un lit bassiné ; je la fis entourer d'une demi-douzaine de boules d'eau chaude et couvrir d'édredons. Je lui fis donner en outre tous les quarts d'heure et par petites tasses du thé bien chaud additionné de rhum. — Il était alors 10 heures et demie du matin.

« Au bout d'une demi-heure de ce traitement pour ainsi dire physique, la température s'était élevée de près d'un degré. Elle était dans l'aisselle et dans le vagin de 26°,8

« La température s'élève ainsi graduellement jusqu'à 4 heures du soir où elle atteignit la hauteur presque normale 36°,3. Ainsi en 6 heures cette femme avait gagné plus de 10° de chaleur.

« A mesure que la température s'élevait cette femme recouvrait ses sens. A 11 heures et 1|2 elle était redevenue tout à fait calme ; les yeux étaient immobiles, mais non plus égarés ; elle était dans un état de grande prostration. Vers 3 heures, elle éprouva un grand frisson qui disparut vers 4 heures, et la malade put alors nous dire son nom et les circonstances qui l'avaient mises dans l'état où on l'avait trouvée. »

Sous l'influence d'une légère excitation alcoolique, elle s'était égarée, avait longtemps marché dans la nuit, et épuisée de fatigue était tombée dans le fossé où on l'avait trouvée.

« L'état de cette femme alla en s'améliorant graduellement jusqu'au lendemain matin. La température, revenue à 37° s'y maintint et deux jours après elle sortait complétement rétablie. » (Peter, *Clinique faite à la Pitié en* 1872).

Pour M. Peter, l'opisthotonos et les convulsions démontrent l'existence indubitable d'une congestion de l'axe cérébro-spinal par refoulement.

Le cas observé par M. Bourneville offre ceci de remarquable comparé au précédent, que la mort survint malgré un traitement approprié, bien que la température fût descendue moins bas.

Il s'agit d'un homme apporté à la Pitié le 2 janvier 1871 à 11 heures du soir, dans un état de contracture partielle. On l'avait trouvé couché nu sur le parquet de sa chambre, les fenêtres ouvertes. La tempé-

rature prise dans le rectum était de 27°,4. On essaya de
le rechauffer; mais la température ne s'éleva que de 0°,6
et la mort arriva le lendemain.

Cinq minutes après la mort, la température était dans
le rectum de 36°2.

A l'autopsie on trouva une grande quantité de liquide
encéphalo-rachidien mais aucune congestion des vaisseaux des méninges.

M. Peter a observé deux cas semblables chez des
noyés; la mort survint bien que la température fût re-
montée. Dans ces cas on avait trouvé à l'autopsie une
congestion énorme des méninges encéphalo-rachi-
diennes.

Il est probable que dans le cas observé par M. Bourneville cette congestion des méninges s'était produite ;
car comment expliquer l'exsudation de liquide dans
la cavité arachnoïdienne ?

Ce qui caractérise les faits de cette troisième catégorie, c'est donc que l'action du froid n'a pas été assez intense ou assez prolongée pour produire la mort directement, mais l'a été assez pour déterminer des troubles
matériels ou fonctionnels pouvant, eux, amener la
mort.

Quatrieme catégorie.

Ici nous avons à examiner les cas de mort consécutifs à une congélation partielle.

Nous en trouvons un rapporté par M. le professeur
Michel dans une clinique de Strasbourg en 1857.

« *Troubles respiratoires et circulatoires après congélation.*
— R. M., âgée de 21 ans, entre à l'hôpital le 23 janvier 1867. Dans la nuit du 22 au 23, par une température de 10°, errant sans abri, mourant de faim et de
froid, elle finit par se réfugier dans une guérite où elle
fut trouvée à 9 heures du matin par des soldats qui
la transportèrent au poste et de là à l'hospice.

« Voici quelle était sa situation à ce moment : Face
rouge, congestionnée ; un frissonnement continuel
parcourt tout le corps : intelligence nette ; jambes
gonflées ; peau tendue, rosée, ne conservant pas l'empreinte des doigts. Les deux pieds, jusqu'à la hauteur
des malléoles d'un brun bleuâtre, les orteils presque
noirs. A la partie interne de leur surface dorsale, quelques phlyctènes surtout à gauche. Toutes les parties
froides et peu sensibles ; les jambes très-douloureuses
au moindre attouchement.

« Les mouvements de l'avant-bras droit sur le bras
sont normaux ; mais les mouvements d'extension de la
main sur l'avant-bras, des doigts sur la main et des
phalanges entre elles sont abolis ; celles-ci restent dans
la flexion permanente. Avant-bras en pronation ; sensibilité conservée dans cette région. Il est évident
qu'une paralysie frappe les muscles de cet avant-bras
innervés par la branche postérieure du radial. (Nous
passons sur le traitement qui ne nous intéresse pas.)

« 24. Comprend les questions et y respond. — Respiration plus embarrassée.

« 25. Dans l'après-midi, la malade est plongée dans un
léger coma. Respiration stertoreuse, se suspendant par

moments, 50 inspirations par minute, pas de matité
appréciable; bruit vésiculaire mêlé, à l'auscultation, de
ronchus dans la trachée et les bronches. Pouls préci-
pité, vif, petit, ayant plus de 140 pulsations. Battements du cœur tumultueux, sourds. Ventre tympanisé,
Inappétence, soif considérable.

« *Diagnostic*. Embolies capillaires de l'artère pulmonaire.

« 26. Amélioration notable. Le coma a disparu. Quelques vertiges. Pouls régulier à 110 puls. Respiration
moins fréquente. Douleurs très-vives avec sensation de
froid dans les jambes.

« 27. Etat général assez bon. La paralysie du radial
persiste. L'épiderme se détache en masse du pied gauche. Il se dégage une odeur gangréneuse.

« 30. Dans la nuit la malade accuse des douleurs à la
gorge avec vomituritions ; une cuillerée d'eau introduite
dans la gorge provoque un état convulsif et arrache des
cris à la malade. Elle ouvre péniblement la bouche. On
craint une invasion de tétanos.

« A 11 heures du matin, contracture des masséters ;
impossibilité de sortir la langue. Pupilles dilatées.

« A une heure après-midi les muscles de la nuque se
prennent. A 10 heures du soir, relâchement marqué
des muscles de la mâchoire et diminution de la dilata-
tion pupillaire, mais la contracture s'étend à tous les
muscles du cou, aux intercostaux, au diaphragme.

« 31. A 5 heures du matin, respiration fréquente,
laborieuse, râles trachéaux, le côte gauche du thorax est

immobile. La malade délire. Elle succombe à 6 heures du matin.

« *Autopsie*. — A la dissection des pieds, on trouva les veines dorsales remplies de caillots blanchâtres se prolongeant dans les saphènes jusqu'au milieu de la jambe. Les veines profondes au contraire étaient perméables, même les plantaires.

« Cavités gauches du cœur vides. Les cavités droites renfermaient des caillots mous, volumineux ambrés et rouges par places (caillots d'agonie) ne se prolongeant pas dans l'artère pulmonaire. Accolé à la paroi ventriculaire on remarquait un caillot plus petit, du volume d'un gros pois.

« Sa dureté et sa couleur blanche le différenciaient des autres plus volumineux. Son intérieur renfermait de la sérosité; sa partie périphérique était plus dure, analogue à la substance des caillots trouvés dans les saphènes.

« Les principales divisions de l'artère pulmonaire étaient libres; mais en poursuivant avec soin ses plus petites divisions, on trouvait en beaucoup de points des caillots qui se composaient de petits fragments blancs plus solides, emprisonnés dans un coagulum rouge et plus mou; au niveau de ces caillots on trouvait des infarctus.

« *Examen microscopique*. — Les caillots blancs étaient composés : 1° de graisse libre en gouttelettes ; 2° de globules rouges à divers degrés de décomposition moléculaire ; 3° de quelques globules blancs ;

4° de quelques cellules fusiformes produits de desquamation de l'épithélium vasculaire.

« Le sang pris dans différentes artères contenait beaucoup de ces petits caillots microscopiques contenus dans le sang des veines des extrémités inférieures.

« Quant aux nerfs affectés par le tétanos, ils ne présentaient aucune lésion.

« Mais la branche postérieure du radial a montré une altération de la substance médullaire consistant dans une coagulation avec aspect cailleboté et tendant déjà à devenir granuleuse par place. »

Le mort a été produite dans ce cas par une syncope résultant d'obstacle à la circulation par de nombreuses embolies qui ont envahi les rameaux de l'artère pulmonaire.

<hr>

Nous n'avons pas prétendu faire ici le dénombrement complet et la classification des accidents graves par lesquels le froid peut produire la mort. Mais il nous a paru utile d'établir ces quatre divisions qui groupent les faits de congélation sous quatre types à caractères bien tranchés. Voyons maintenant si par leur étude on peut établir la théorie du mécanisme de la mort par le froid.

Il n'y aurait ni intérêt ni utilité à faire l'historique des théories de la congélation, d'autant plus qu'elles étaient forcément bien insuffisantes avant les progrès actuels de la physiologie. C'est à Pouchet, Richardson, Luigi de Crecchio et Urbain et Mathieu, qu'on doit les travaux récents les plus importants sur cette question.

Ce sont donc leurs idées que nous allons successivement exposer en les rapprochant des faits que nous avons déjà étudiés, tâchant d'expliquer ceux-ci par celles-là et contrôlant les premières par les seconds.

1° *Théorie de l'altération du sang.*

D'après M. Pouchet (*Recherches expérimentales sur la congélation des animaux*), la mort est due au trouble qui se manifeste dans la circulation par l'altération du sang et l'invasion de ses globules congelés, désorganisés, devenus impropres à l'entretien de la vie. « Ce fait, dit M. Pouchet, trouve une ostensible démonstration expérimentale sur les animaux qui se conservent vivants tant qu'on les entretient à demi congelés, et qui meurent à mesure qu'on rétablit leur température et leur circulation et qu'on permet ainsi aux globules altérés de rentrer dans la circulation. »

Pour ce savant, le froid produit la contraction des capillaires, poussée à un tel point qu'aucun globule sanguin ne peut y être admis et que les globules sont profondément altérés par la congélation. C'est la contraction des capillaires qui détermine la pâleur des organes réfrigérés et c'est l'altération des globules dont M. Pouchet donne la description qui provoque les phénomènes de gangrène et de mort. Quand la congélation est peu étendue, la quantité de globules altérés passant dans la circulation générale ne suffit pas à compromettre la vie ; au contraire, quand la partie congelée est très-étendue, la mort arrive plus ou moins rapidement.

Cette altération des globules se produit quand ils ont atteint une température au-dessous de 0°.

M. Pouchet conclut que dans tous les cas de congélation la mort arrive par cette altération.

Cette théorie n'est juste ni dans ses conclusions ni dans les faits mêmes sur lesquels elle repose.

Voyons d'abord les faits. Pour M. Pouchet, il y a destruction du globule ; sa membrane d'enveloppe se déchire et son contenu devient libre. Chez les animaux à globules nuclées, ce sont les noyaux qui sont ainsi versés dans le serum ; chez les autres, c'est la matière colorante qui se dissout en quelque sorte et forme alors un liquide coloré plus ou moins amorphe. Le second fait, c'est que tant que le sang reste gelé, la mort ne se produit pas, mais seulement quand, par le réchauffement, ce sang altéré des parties mortifiées entre dans la circulation générale.

Un savant médecin légiste italien, Luigi de Crecchio, a refait les expériences de M. Pouchet, et il nie les deux faits précédents. Pour lui, l'altération consiste en ce que la transparence de la membrane des cellules fait croire à la disparition ; ce qui le prouve, c'est qu'en chauffant au degré voulu, la membrane reparaît. Quant à la dissolution des éléments colorés du globule, c'est pendant le dégel qu'elle se produit. Il n'y a donc pas d'altération du sang *par la congélation*.

M. le professeur Michel de Strasbourg, de son côté, fait cette objection à la théorie que donne M. Pouchet, de la mort par la rentrée du sang altéré dans la circulation : que la mort ne peut s'expliquer dans ce cas ni par la quantité de globules enlevés à la masse du sang, puisqu'on voit dans la chlorose et l'anémie la vie compatible avec un nombre d'hématies infiniment moindre encore, ni par la nature de l'altération, puisque dans tous les cas d'épanchements sanguins, on voit les éléments du globule rouge repris par la résorption.

Mais ce qu'il y a de plus défectueux encore dans la théorie de M. Pouchet, c'est la généralisation à laquelle il se livre dans ses conclusions, quand il assimile les accidents produits par la congélation chez l'homme aux lésions qu'il a pu déterminer expérimentalement... sur quels animaux? Sur des grenouilles, crapauds, limaces, chenilles, hannetons, planorbes, lombrics terrestres, etc.; en effet, de ses quatre-vingt-quatre expériences, trois seulement ont été faites sur des mammifères, de jeunes chats. On comprend difficilement ce qui a pu lui permettre, après ces expériences, de nier formellement toute intervention du système nerveux dans les phénomènes de congélation. D'ailleurs, est-ce que la mort par le réchauffement ne s'explique pas suffisamment et bien mieux par la résorption des produits putrides fournis par un tissu mortifié, quand l'humidité et la chaleur lui sont rendus?

Nous ne croyons donc pas que M. Pouchet ait donné une explication heureuse de la congélation et ait apporté quelque éclaircissement à son mécanisme.

2° Théorie de l'action directe sur le système nerveux.

Richardson et Weir Mitchell ont particulièrement

étudié l'influence immédiate qu'exerce le froid sur le tissu nerveux.

Leurs expériences et beaucoup de faits pathologiques démontrent la sensibilité et la réaction directe de l'élément nerveux, de quelque nature qu'il soit, à l'action de la température. Sans doute il y a toujours complication du phénomène par les troubles de circulation qui se produisent presque aussitôt et qui viennent beaucoup compliquer le problème; mais par une observation attentive, on peut se convaincre que le froid exerce son influence sur le tissu nerveux lui-même.

Etudiant l'effet du froid sur les extrémités des nerfs périphériques, Richardson a constaté tout d'abord une sensation de brûlure et une hyperesthésie s'accompagnant de rougeur. Ces trois phénomènes, qu'il appelle phénomènes de *préaction*, ne s'observent pas chez les paralysés et chez les vieillards, chez lesquels on voit apparaître tout d'abord le spasme vasculaire et la pâleur des tissus qui en résulte. Il faut rapprocher de cette observation le fait remarquable rapporté par M. Vulpian, où l'action du froid s'était portée exclusivement sur les plaques terminales motrices; l'impression du froid avait amené chez un homme la paralysie des muscles animés par le nerf radial; or, dans le département de ce nerf, la sensibilité était conservée,—il n'y avait donc pas altération du tronc; le muscle se contractait sous l'influence de l'électricité, — le muscle était donc sain; et cependant ni la volonté, ni le nerf électrisé ne déterminaient aucune contraction. M. Vulpian a conclu que le froid avait agi sur les plaques terminales.

Quant aux troncs nerveux, Richardson dit qu'ils passent par trois périodes ; dans la première, il y a *douleur* et *transmission volontaire* ; dans la seconde, *anesthésie* et *transmission électrique* ; dans la troisième enfin, *abolition de toute conductibilité*. Ces troubles sont-ils purement fonctionnels ? Rien ne le prouve ; au contraire, on connaît des altérations de nutrition du tronc nerveux produites par le froid. Nous avons vu dans l'observation empruntée à M. Michel, qu'une paralysie de la branche postérieure du radial était due à une altération avec segmentation de la myeline. Et il faut sans doute attribuer à des désordres de la même nature les faits observés par Larrey de paralysies devenues persistantes après la retraite de Russie. Néanmoins, ces paralysies peuvent être passagères, ce qui arriva à un médecin dans l'expédition de Constantine, lequel ayant passé longtemps à cheval à chercher un gué dans une rivière, eut une demi-paralysie du membre inférieur et une impuissance génitale qui durèrent six mois ; ici l'action du froid ne s'était pas limitée à un tronc nerveux, mais avait envahi manifestement plusieurs branches du plexus sacré.

Voyons enfin quelle modification détermine le froid dans le centre médullaire et encéphalique.

Sur le cerveau, Richardson a observé une pâleur bientôt suivie de réaction, la première s'accompagnant d'un calme particulier et la seconde de phénomènes d'excitation. Cela se produit quand l'action est courte, et l'on peut ainsi répéter cette alternative des deux phénomènes aussi souvent qu'on le veut. Mais si l'action se prolonge, il y a d'abord une grande agitation; puis, au bout d'un certain temps, de la stupeur et une perte de sensibilité prolongée. Weir Mitchell expérimente sur des oiseaux, des pigeons, par exemple, dont il refroidit la tête et le cou en pulvérisant sur ces parties de l'éther ou du rhigolène; il se produit alors des mouvements désordonnés et en particulier des mouvements de recul, qui ont lieu encore quand on agit sur la partie supérieure du dos, mais qui cessent au-dessous de la quatorzième vertèbre. Il attribue ces phénomènes d'excitation à la paralysie vasculaire et à la congestion qui suivent le spasme du début.

En agissant sur la moelle, Richardson provoquait de violentes convulsions bientôt suivies de phénomènes d'asphyxie, l'action du cœur persistant. Si le refroidissement était suspendu, il survenait ultérieurement une réaction violente qui se signalait par des convulsions, de l'épilepsie, du tétanos.

Richardson croit à une modification du tissu nerveux et pense que cette modification consiste dans une soustraction d'eau; ainsi il rapproche les phénomènes de congélation de ceux produits par l'*alcool*, la *chaleur*, le *choléra*, et retrouve le même mode d'action dans chacune de ces causes, à savoir la déshydratation du centre encéphalo-médullaire.

Sans se ranger complétement à cette opinion, il faut tenir compte du cas où la mort est pour ainsi dire foudroyante et ne paraît pas suffisamment expliquée par les troubles circulatoires. Nous faisons allusion aux faits que retrace Larrey dans le passage suivant : « Dans la nuit du 25 au 26, le thermomètre tomba à — 26°. Le bivouac fut terrible. On pouvait à peine se tenir debout, et celui qui perdait l'équilibre tombait frappé d'une stupeur glaciale et mortelle. Malheur à celui qui se laissait gagner par le sommeil ! *Quelques minutes* suffisaient pour le geler entièrement, et il *restait mort* à la place où il s'était endormi. » Virey dit de son côté : « D'autres foudroyés d'une atteinte soudaine, le regard fixe et sombre, s'agitent comme de frayeur, poussent un cri et tombent rigides et glacés. »

Enfin on ne peut oublier les cas de folie engendrée par le froid, quand on parle de l'influence immédiate de cet agent sur les centres nerveux. Dans la retraite de Russie on en a signalé beaucoup ; d'ailleurs, c'est un fait connu dans les pays très-froids, tels que la Sibérie. M. le docteur Landowski nous a déclaré en avoir constaté beaucoup de cas. Seulement, c'est surtout chez les étrangers mal acclimatés que cet effet se produit.

Quant aux troubles vasculaires locaux, anémie et congestion active (nous ne parlons pas de la congestion passive qui est sous la dépendance des troubles respiratoires et dont le mécanisme diffère bien), ils sont également de nature nerveuse ; ce sont des phénomènes réflexes qu'il ne faudrait nullement assimiler aux troubles de la circulation générale dont nous allons parler tout à l'heure et qui, eux, sont surtout de nature mécanique.

L'action directe du froid sur le système nerveux est donc parfaitement démontrée.

3° *Théorie des troubles mécaniques de la circulation générale.*

C'est le professeur de l'université de Naples qui, après avoir renversé la théorie de M. Pouchet, élève et soutient celle-ci.

D'après lui, la congélation complète ou incomplète tue par la congestion plus ou moins grave des organes internes, ou bien en déterminant la stupeur ou la paralysie du système nerveux, et plus fréquemment par ces deux causes réunies. Il a donc fait parfaitement la part du système nerveux et même très-largement; mais ce qui lui est personnel dans sa théorie, c'est l'importance qu'il accorde aux congestions viscérales, lesquelles entravent l'action du cœur, en déterminent l'arrêt et produisent alors la mort par syncope. Ces congestions sont déterminées elles-mêmes par les troubles de la circulation périphérique, lesquels diffèrent selon les cas. Quand il s'agit d'une congélation générale, c'est par le spasme généralisé de tous les vaisseaux superficiels, que le sang se trouve refoulé à l'intérieur; ou bien il y a des troubles locaux, congélation du sang dans les vaisseaux de l'extrémité d'un membre, stase veineuse, formation de caillots qui plus tard vont se fragmenter, et dont les petits fragments vont s'arrêter dans les parenchymes, où ils déterminent des infarctus, dont les conséquences dans les poumons sont fort graves et le plus souvent mortelles.

Il est inutile d'insister davantage sur ce mécanisme qui est si simple.

4° *Théorie de l'arrêt du cœur.*

C'est celle qu'ont exposée MM. Urbain et Mathieu dans le *Journal de physiologie*, de 1868, après de nombreuses et consciencieuses expériences.

Ces expériences, destinées à rechercher les variations de la composition du sang sous l'influence de différentes températures, ont démontré que le froid agit d'abord en ralentissant les mouvements respiratoires. De là l'accumulation de l'acide carbonique dans le sang, d'abord parce que son élimination est gênée, et de plus, parce que sa solubilité devient plus grande par le fait de l'abaissement de température.

Toutefois, cette accumulation n'est pas indéfinie, et le sang artériel, quoique moins oxygéné, reste artérialisé suffisamment, tant que la respiration persiste. C'est qu'en effet, quel que soit le degré de refroidissement, il existe une limite à la diminution de l'oxygène dans le sang des artères, bien que le ralentissement des mouvements respiratoires soit progressif. Ce fait d'ailleurs s'explique bien. MM. Urbain et Mathieu ont en effet démontré que les tissus vivants brûlent davantage quand la température du sang s'élève, et moins si elle vient à baisser. Les tissus brûlent donc d'autant moins d'oxygène que la respiration est plus lente, c'est-à-dire en fournit moins, et alors l'obstacle à la consommation de l'oxygène vient faire équilibre à l'obstacle qui retient l'acide carbonique. Nous verrons même tout à l'heure que dans ce balancement, l'équilibre va être rompu en faveur de l'oxygène, et amener pour le sang un état inverse à celui du début.

Par conséquent, l'asphyxie par défaut d'oxygène est inadmissible. Seulement l'afflux au cerveau d'un sang moins oxygéné expliquerait l'état léthargique qui se produit d'abord et qui est tout à fait comparable au sommeil physiologique.

L'état du sang est en effet bien modifié; d'une part, l'acide carbonique entravé dans son élimination se trouve en plus grande quantité dans le cœur gauche, et le système artériel qu'à l'état normal. Mais, d'autre part, la consommation de l'oxygène décroissant à mesure que la température baisse, il arrive un moment où le sang veineux se rapproche du sang artériel par sa composition. Ce qui le prouve, c'est que les analyses du sang contenu dans le cœur droit au moment de la mort, ont montré qu'à ce moment le sang veineux contenait plus d'oxygène que pendant la vie. Ce fait avait d'ailleurs été signalé déjà sous une autre forme, et Ogston, dans ses autopsies d'individus morts par le froid, avait remarqué la coloration vermeille du sang contenu dans le cœur droit et ses gros vaisseaux.

Quand l'action du froid se prolonge, le refroidissement gagne le centre de l'organisme, et alors la respiration se ralentit de plus en plus; les échanges indispensables à la vie ne sont plus possibles, et la mort doit se produire; c'est là le mécanisme dans les cas de refroidissement lent, ceux que nous avons classés dans notre seconde catégorie.

Mais d'après ce que nous venons de voir, il ne peut en être de même dans les cas de mort rapide, tels que ceux que décrit Larrey. Ici Larrey admettait qu'il y avait arrêt du cœur et on l'a généralement admis après lui, sans l'avoir jamais démontré. MM. Mathieu et Urbain ont donné cette démonstration. Comme ils l'ont prouvé par leurs analyses, l'acide carbonique s'accumule dans le sang artériel et le transforme en sang veineux. Il y a plus, c'est précisément dans le cœur gauche que le sang en est le plus chargé, puisque c'est tout l'acide carbonique venu des autres parties de l'organisme et destiné à être éliminé, qui se trouve réuni là. Or, on sait quel est l'effet de ce gaz sur les parois du ventricule gauche, ou du moins sur les ganglions qu'elles contiennent; les expériences de Cyon ont parfaitement démontré que la présence de l'acide carbonique dans le cœur gauche en détermine la paralysie. C'est donc l'arrêt du cœur qui produit la mort.

Ainsi, les données nouvelles apportées au problème par Urbain et Mathieu nous donnent l'explication et le mécanisme de la mort par le froid dans deux de ses processus, le processus rapide et le processus lent et progressif.

5° Théorie de l'embolie capillaire.

Le mécanisme exposé par M. Michel (de Strasbourg) est relatif au cas de mort par congélation partielle. C'est ici l'embolie qui est le processus mortel.

Au début de la congélation le cours du sang s'arrête dans les veines superficielles de la partie inférieure du membre, et le sang s'y coagule. Mais plus tard, spontanément ou sous l'influence du réchauffement les caillots se désagrégent, rentrent dans la circulation et vont former des embolies pulmonaires, comparées par M. Michel à une foule de petites ligatures qui arrêtent le cours du sang dans le poumon et déterminent la syncope. La provenance des petits caillots est parfaitement certaine dans le cas cité plus haut, car l'analyse microscopique a démontré l'identité de leur structure avec celle des caillots du membre inférieur ; leur centre était décoloré l'abondance des gouttelettes graisseuses indiquant un certain degré de dégénérescence marquait leur ancienneté ; et de plus leur aspect était tout différent des coagulums *post mortem* que l'on rencontre dans le cœur.

Telle est l'explication de M. Michel. Si dans le cas particulier le tétanos a persisté jusqu'au moment de la mort et si la dernière heure a été signalée par des phénomènes cérébraux, cela s'explique par l'ischémie cérébrale qui accompagne les embolies pulmonaires.

6° *Théories de la mort par réchauffement brusque.*

Enfin nous ne voulons que dire quelques mots de la mort par réchauffement brusque. Cet accident appartient bien si l'on veut à l'histoire de la congélation, puisque celle-ci est le point de départ, mais on pourrait également le rattacher à l'étude de la mort par la chaleur.

Il s'agit ici de gens qui ont subi pendant un temps prolongé l'action d'un froid intense, qui parfois sont en partie congelés et qui se précipitent auprès d'un feu ou dans une chambre très-chaude. La mort se produit au milieu de convulsions et au bout de quelques instants ; ou bien c'est une apoplexie foudroyante. Dans la retraite de Russie, le pharmacien en chef de la grande armée, Sureau, épuisé de faim et de froid voulut dès son arrivée à Kowno prendre du repos dans une chambre chauffée. Quelques heures après ses jambes se tuméfièrent et il expira sans prononcer un mot.

Voilà les faits.

Voici maintenant par quelle théorie on a voulu les expliquer.

M. Michel pense que, dans ces conditions, les thrombus qu'un froid continu avait produits dans les veines ont été tout à coup entraînés par la circulation, dans le cœur droit puis dans le poumon, et là arrêtant le cours du sang, ont déterminé une syncope mortelle.

MM. Urbain et Mathieu au lieu de supposer que le caillot existait déjà, expliquent la production au moment du réchauffement par la mise en liberté de l'acide carbonique dont le sérum était sursaturé par l'effet d'une basse température, mais qui se dégage dès que cette température s'élève. Puis, le caillot une fois formé, le processus serait le même que d'après M. le professeur Michel.

Enfin on a pensé que ce gaz mis en liberté dans le sang pouvait déterminer la mort par embolie gazeuse, comme dans l'aspiration de l'air par les veines.

Si maintenant nous jetons un coup d'œil d'ensemble sur ces différentes théories, éliminant tout d'abord celle de M. Pouchet, qui expérimentant sur des animaux si différents de l'homme, et sans tenir compte des phénomènes pathologiques observés sur celui-ci, est arrivé à des conclusions étranges et absolument fausses, nous verrons que toutes peuvent servir à expliquer quelques-uns des faits que nous avons classés plus haut.

La théorie de Richardson appuyée sur les expériences de Weir Mitchell nous explique les cas rapportés par Desgenettes et Jauffret où le début des accidents d'une brusquerie effrayante s'annonce par de grands troubles nerveux, convulsions, épilepsie, catalepsie et où la mort est presque immédiate.

La belle théorie de MM. Urbain et Mathieu nous explique à la fois les cas où la mort est assez rapide et précédée d'engourdissement et de torpeur et les cas où la mort très lente est précédée d'un sommeil léthargique. Dans les premiers il y a arrêt du cœur par l'action de l'acide carbonique sur le système nerveux du cœur, et l'on trouve l'anémie cérébrale. Dans les autres il y a diminution progressive de la respiration par l'abaissement continu de la température du sang; c'est une asphyxie lente. On trouve la congestion veineuse du cerveau.

La théorie de M. Luigi de Crecchio nous semble s'adapter parfaitement aux cas que nous avons rangés dans notre 3ᵉ catégorie. Dans ces cas la mort n'est pas rapide, il peut même y avoir guérison, mais loin de constater un sommeil léthargique, ce sont des phénomènes d'excitation cérébrale ou médullaire, de convulsions soit cloniques, soit toniques.

Suivant le professeur italien, il y a refoulement du sang de la périphérie vers les organes internes, en particulier congestion considérable du cerveau, d'où des troubles de l'innervation. Dans ces cas on trouve un épanchement de liquide dans la cavité arachnoïdienne et les méninges fortement congestionnées.

Enfin la théorie de M. Michel (de Strasbourg) rend parfaitement compte de la mort par congélation partielle, par embolie pulmonaire et la *syncope par vacuité* qui en résulte; il explique ainsi les troubles respiratoires observés et les phénomènes cérébraux de la période agonique qui tiennent à l'ischémie du cerveau.

CHAPITRE III.

SIGNES NÉCROSCOPIQUES DE LA MORT PAR LE FROID.

Nous allons suivre dans l'exposition de ces signes l'ordre de l'examen cadavérique tel que l'imposent les règles de l'expertise médico-légale.

1° *Aspect extérieur.* Sans avoir la valeur des signes anatomiques, c'est-à-dire une valeur absolue, ceux qui tiennent à l'habitus du cadavre, son attitude et son facies peuvent avoir une grande importance. Sans doute on les constatera rarement; car presque toujours le corps aura été transporté au moment de l'expertise et souvent même il sera complètement dégelé. Mais supposons les circonstances les plus favorables, c'est-à-dire que l'examen soit fait sur le lieu même où le cadavre aura été trouvé sans qu'on y ait touché et sans que les conditions atmosphériques aient beaucoup varié depuis la mort. On pourra parfois, dans ces conditions, observer une attitude qu'on peut dire caractéristique : l'individu semble figé sur place ; n'était la pâleur, sa température glaciale, son immobilité, on le dirait vivant ; il a été surpris au milieu d'un geste, arrêté dans un mouvement qu'il n'a pas achevé. Le visage dans ce cas-là a une expression tout aussi typique ; il porte l'empreinte d'une vive terreur : la pâleur est extrême, les cheveux dressés sur le front, les yeux grands ouverts et cataractés, les joues enfoncées, les mâchoires serrées ; le nez pointu et effilé. C'est le cas des sentinelles mortes debout, la lance au poing, comme des individus frappés de catalepsie, dont parle Forestus. Mais cette attitude, si parfaitement rendue encore par ces vers du poëte *des Châtiments :*

> On voyait des clairons à leur poste gelés
> Restés debout, en selle et muets, blancs de givre
> Collant leur bouche en pierre aux trompettes de cuivre.

n'est pas d'une observation fréquente dans les circonstances ordinaires. Nous n'y insisterons pas davantage.

Ce qu'il est plus facile d'observer, c'est la chair de poule, le redressement des bulbes pileux, la rétraction de la tunique dartoïque du scrotum.

Parfois le corps est parsemé de taches d'un rouge sombre, ou bien il existe une teinte rougeâtre ou bleuâtre uniforme ; on peut aussi trouver des engelures à divers degrés. Les gangrènes des extrémités inférieures le plus souvent accompagnées de larges phlyctènes , pleines d'une sérosité roussâtre, seront d'une grande valeur, surtout si elles ont quelque étendue.

En général, on observera la rigidité cadavérique ; car elle persiste même longtemps après le dégel.

2° *Signes de congélation*. — Les corps gelés n'ont pas l'odeur cadavérique. On n'y trouve pas les indices de la putréfaction : tympanisme abdominal et tache verdâtre ; le cristallin et même quelquefois la cornée sont devenus opaques, les muscles présentent une certaine raideur bien différente de la rigidité cadavérique, et qui permet de les déchirer ; les os sont très-fragiles ; le sang présente une coloration rouge vermeil qui ne se rencontre que là ; on trouve dans les vaisseaux des glaçons constitués par du sang.

Mais ces signes ne sont pas d'une grande valeur ; puisque ils ne permettent pas de savoir si la congélation a atteint le sujet vivant, et qu'ils se produisent aussi bien sur le cadavre.

3° *Signes de dégel*. — Au moment du dégel, on voit apparaître, marquant le trajet des veines superficielles, une coloration rouge brique ou cuivre sale, se fonçant peu à peu et indiquant la diffusion dans le plasma de la coloration du sang, d'où l'imbibition rouge des tissus environnants. C'est là cette altération qu'a étudiée de Crecchio.

Un autre signe de dégel, c'est le changement dans la couleur du sang et dans ses propriétés physiques. Il perd la couleur rouge vif qu'il avait pendant la congélation pour redevenir sombre et prendre une teinte amaranthe caractéristique. De plus, si le sang était liquide quand il a été gelé, il peut encore se coaguler après le dégel ; mais s'il a été solidifié étant déjà à l'état de caillot, il a perdu la propriété de se coaguler.

Ces deux ordres de signes n'ont pas grande valeur, puisque ni les uns ni les autres ne peuvent indiquer le moment de la congélation par rapport à la mort; ils peuvent simplement corroborer les faits fournis par les renseignements et les conditions extérieures appréciables, pour reconstituer la marche probable des phénomènes.

4° *Cerveau.* — On a tantôt trouvé l'anémie, et tantôt la congestion. Ogston insiste sur ce fait que, dans les autopsies qu'il a faites, le cerveau était exsangue et les sinus vides. Jauffret, au contraire, constata sur quatre jeunes soldats russes, morts en même temps, « un engorgement considérable dans les veines et les sinus du cerveau, le longitudinal spécialement, qui étaient remplis et distendus par un sang noir et visqueux. »

De Crecchio, enfin, a signalé dans ses expériences des points hémorrhagiques à la base du cerveau, du sang extravasé et congelé en plusieurs endroits.

Enfin, on peut trouver dans les vaisseaux de cet organe, de petits caillots microscopiques provenant des parties gangrenées.

Quant aux méninges, elles ont été trouvées énormément congestionnées dans les cas observés par M. Péter. Dans celui de M. Bourneville, il y avait simplement épanchement de sérosité dans la cavité arachnoïdienne.

5° *Poumons.* — Ogston les a trouvés anémiés comme le cerveau ; il parle aussi d'écume sanglante dans les bronches et la trachée que personne n'a jamais signalées. Samson Himmelstiern et Krajewski ont rencontré la congestion et Blosfeld l'état normal.

Ce que l'on peut trouver de bien plus important dans ces organes, ce sont les embolies multiples qu'a observées M. le professeur Michel dans le cas relaté plus haut, embolies qui s'entourent ordinairement, pour peu que les accidents présentent quelque durée, d'infarctus pulmonaires.

6° *Cœur.* — Il est rempli par un sang épais, noir, rougissant très-peu au contact de l'air. D'après Blosfeld, le poids du cœur, rempli de sang, serait à celui du cœur vide comme 2,91 est à 1 ; dans l'asphyxie ce rapport serait comme 1,08 est à 1, et une semblable proportion ne pourrait se rencontrer que dans la mort par le choléra, cas dans lequel il n'y aurait pas de méprise possible. Un signe sur lequel Crecchio insiste beaucoup, est la congestion de l'endocarde, et surtout l'injection fine de cette membrane qui permettrait d'y suivre les vaisseaux.

7° *Organes abdominaux.* — Schrimpton a vu des inflammations gastro-intestinales, et même des ulcérations occupant la fin de l'intestin grêle et le commencement du colon ; lésions qu'il compare justement à celles que l'on rencontre chez les brûlés. Il est le seul qui en ait parlé.

L'estomac est tantôt vide, tantôt plein de substances alimentaires; en effet, si la première condition favorise l'action du froid, la seconde n'est pas un obstacle suffisant.

De tout cela, il résulte qu'il n'y a pas de caractère anatomo-pathologique certain de la mort par le froid, mais que l'on trouve un ensemble de lésions bien suffisant pour établir l'action de cet agent, et pour déterminer la part qu'il a pu prendre dans la production de la mort.

CHAPITRE IV.

Il nous reste à examiner les questions qui pourront être posées au médecin-expert dans un cas de mort par congélation, et les moyens de les résoudre.

Tout d'abord, s'il est averti à temps, le médecin devra demander qu'on ne dérange pas le cadavre, qu'on le laisse dans le lieu où il a été trouvé ; il sera ainsi plus à même d'apprécier la part de toutes les influences qui auront pu contribuer à amener la mort. Il pourra juger de l'humidité du sol, de l'exposition aux vents. Il devra ensuite tenir compte de conditions individuelles ayant trait à l'âge, au sexe, à l'état des vêtements.

Une fois la mort constatée, ce qui demandera un grand soin, — car la congélation détermine aussi une

mort apparente qui peut persister très-longtemps, —
il faudra apprécier *à quelle époque* elle remonte. Les
corps congelés peuvent se maintenir sans altération,
tant que la température sera assez basse pour entrete-
nir l'état de congélation ; mais dès qu'elle s'élèvera, la
putréfaction commencera à se produire. En tenant
compte alors des variations qu'aura subies la température
dans les jours précédents, on pourra *peut-être* établir
des probabilités touchant la date de la mort. Parfois on
pourra trouver des indices très-suffisants pour établir
cette date. Je suppose, en effet, que deux abaissements
de température considérables, dont le dernier a coïn-
cidé avec une pluie de neige, aient eu lieu dans un
temps rapproché ; que de plus, le cadavre porte des
traces de putréfaction, et des signes decongélation. Il
y aura lieu de croire que la mort remonte aux froids
antérieurs ; la chaleur venant ensuite, aura permis à la
putréfaction de commencer, et la neige étant venue re-
couvrir le cadavre aura arrêté la putréfaction.

A cette question de date, se rattache la *question de
survie*. Plusieurs individus d'une même famille sont
morts ensemble ; il est important, au point de vue des
successions, de savoir quel a été le dernier survivant.

Il n'y a, sur cette question, qu'une réponse, c'est celle
de Fodéré. D'après ce médecin légiste, on doit considé-
rer la résistance d'une femme comme moindre que
celle d'un homme, celle d'un enfant ou d'un vieillard,
comme moindre que celle d'un adulte, et se fonder là-
dessus.

Enfin, la dernière question est celle-ci : Y a-t-il *eu ho-*

micide, suicide ou accident. L'homicide ne prend jamais cette forme-là, tout au plus peut-on poser la question d'infanticide ; ici, du moins, on sait que l'enfant abandonné à l'action du froid, ne pourra pas s'y soustraire.

On ne peut non plus admettre que ce soit un procédé employé par quelqu'un qui veut se suicider. Cependant l'observation rapportée par M. Bourneville, semblerait être un cas de mort volontaire ; car l'homme dont il s'agit était devenu sombre depuis quelque temps sous l'influence d'une catastrophe qui avait plus ou moins altéré son intelligence. Toutefois on ne connaît pas de cas de suicide par le froid.

C'est donc presque toujours un accident que la mort par le froid, et le résultat de conditions qu'on est forcé de subir.

www.ingramcontent.com/pod-product-compliance
Ingram Content Group UK Ltd.
Pitfield, Milton Keynes, MK11 3LW, UK
UKHW022133170726
13837UKWH00004B/1542